# Compte à rebours de grossesse:

| Semaine de grossesse 1 | Semaine de grossesse 2 | Semaine de grossesse 3 | Semaine de grossesse 4 | Semaine de grossesse 5 | Semaine de grossesse 6 |
|---|---|---|---|---|---|
| Semaine de grossesse 7 | Semaine de grossesse 8 | Semaine de grossesse 9 | Semaine de grossesse 10 | Semaine de grossesse 11 | Semaine de grossesse 12 |
| Semaine de grossesse 13 | Semaine de grossesseo 14 | Semaine de grossesse 15 | Semaine de grossesse 16 | Semaine de grossesse 17 | Semaine de grossesse 18 |
| Semaine de grossesse 19 | Semaine de grossesse 20 | Semaine de grossesse 21 | Semaine de grossesse 22 | Semaine de grossesse 23 | Semaine de grossesse 24 |
| Semaine de grossesse 25 | Semaine de grossesse 26 | Semaine de grossesse 27 | Semaine de grossesse 28 | Semaine de grossesse 29 | Semaine de grossesse 30 |
| Semaine de grossesse 31 | Semaine de grossesse 32 | Semaine de grossesse 33 | Semaine de grossesse 34 | Semaine de grossesse 35 | Semaine de grossesse 36 |
| Semaine de grossesse 37 | Semaine de grossesse 38 | Semaine de grossesse39 | Semaine de grossesse 40 | Semaine de grossesse 41 | Semaine de grossesse 42 |

BabyMemories FR Publishing
Benzhauser Str. 23
79108 Fribourg-en-Brisgau

# Semaine de grossesse 1

À vrai dire, vous n'êtes pas encore enceinte.

Pour simplifier le calcul de la grossesse, celle-ci est calculée à partir du premier jour des dernières règles, car le jour de la procréation ne peut être défini avec certitude dans la plupart des cas. Ainsi, la 1ère semaine de grossesse commence par le nouveau cycle et les dernières règles. La grossesse est calculée en moyenne sur 28 jours par mois et 40 semaines de gestation, sur 10 mois ou 280 jours.

Mon poids (de départ): ______________________

La circonférence de mon ventre: ______________________

Mon tour de poitrine: ______________________

Mes symptômes de grossesse:

- ☐ Mauvaise humeur
- ☐ Nausées
- ☐ Fatigue
- ☐ Seins douloureux
- ☐ Imperfections
- ☐ Articulations enflées
- ☐ Malaises abdominaux
- ☐ Problèmes de digestion
- ☐ Problèmes circulatoires
- ☐ Fringales
- ☐ ______________________

Mon grand moment hebdomadaire:

Mon moment difficile hebdomadaire:

Cette semaine je me sens physiquement:

Cette semaine je suis émue:

Notes:

# Semaine de grossesse 2

Même cette semaine, vous n'êtes pas encore enceinte, mais votre corps se prépare à une éventuelle grossesse. L'ovulation devrait avoir lieu à la fin de la deuxième semaine. Pendant ce temps, 12 à 24 heures après l'ovulation, vous êtes très fertile.

Mon poids (de départ): ____________________

La circonférence de mon ventre: ____________________

Mon tour de poitrine: ____________________

Mes symptômes de grossesse:

- [ ] Mauvaise humeur
- [ ] Nausées
- [ ] Fatigue
- [ ] Seins douloureux
- [ ] Imperfections
- [ ] Articulations enflées
- [ ] Malaises abdominaux
- [ ] Problèmes de digestion
- [ ] Problèmes circulatoires
- [ ] Fringales
- [ ] ____________________

Mon grand moment hebdomadaire:

Mon moment difficile hebdomadaire:

Cette semaine je me sens physiquement:

Cette semaine je suis émue:

Notes:

# Semaine de grossesse 3

Si la fusion de l'ovule et du sperme a fonctionné, vous êtes maintenant officiellement enceinte. Mais il reste encore un long chemin à parcourir avant que l'ovule soit fécondé. Il se déplacera de la trompe de Fallope à l'utérus durant cette semaine, et devrait s'y installer. Lorsque l'implantation est réussie, une nouvelle vie peut mûrir.

Mon poids (de départ): ______________________

La circonférence de mon ventre: ______________________

Mon tour de poitrine: ______________________

Mes symptômes de grossesse:

- [ ] Mauvaise humeur
- [ ] Nausées
- [ ] Fatigue
- [ ] Seins douloureux
- [ ] Imperfections
- [ ] Articulations enflées
- [ ] Malaises abdominaux
- [ ] Problèmes de digestion
- [ ] Problèmes circulatoires
- [ ] Fringales
- [ ] ______________________

Mon grand moment hebdomadaire:

Mon moment difficile hebdomadaire:

Cette semaine je me sens physiquement:

Cette semaine je suis émue:

Notes:

# Semaine de grossesse 4

Cette semaine, l'implantation a lieu. En raison des changements hormonaux au cours de l'implantation, les symptômes de grossesse peuvent désormais apparaître pour la première fois. En l'absence de règles, un test de grossesse peut être effectué. Le bébé mesure désormais environ 0,5 mm : cela correspond à une graine de pavot.

Mon poids (de départ): ____________________

La circonférence de mon ventre: ____________________

Mon tour de poitrine: ____________________

Mes symptômes de grossesse:

- [ ] Mauvaise humeur
- [ ] Nausées
- [ ] Fatigue
- [ ] Seins douloureux
- [ ] Imperfections
- [ ] Articulations enflées
- [ ] Malaises abdominaux
- [ ] Problèmes de digestion
- [ ] Problèmes circulatoires
- [ ] Fringales
- [ ] ____________________

Mon grand moment hebdomadaire:

Mon moment difficile hebdomadaire:

Cette semaine je me sens physiquement:

Cette semaine je suis émue:

Notes:

Comment avez-vous remarqué que cela avait fonctionné?

Comment l'avez-vous dit à votre partenaire?

Premières questions au gynécologue:

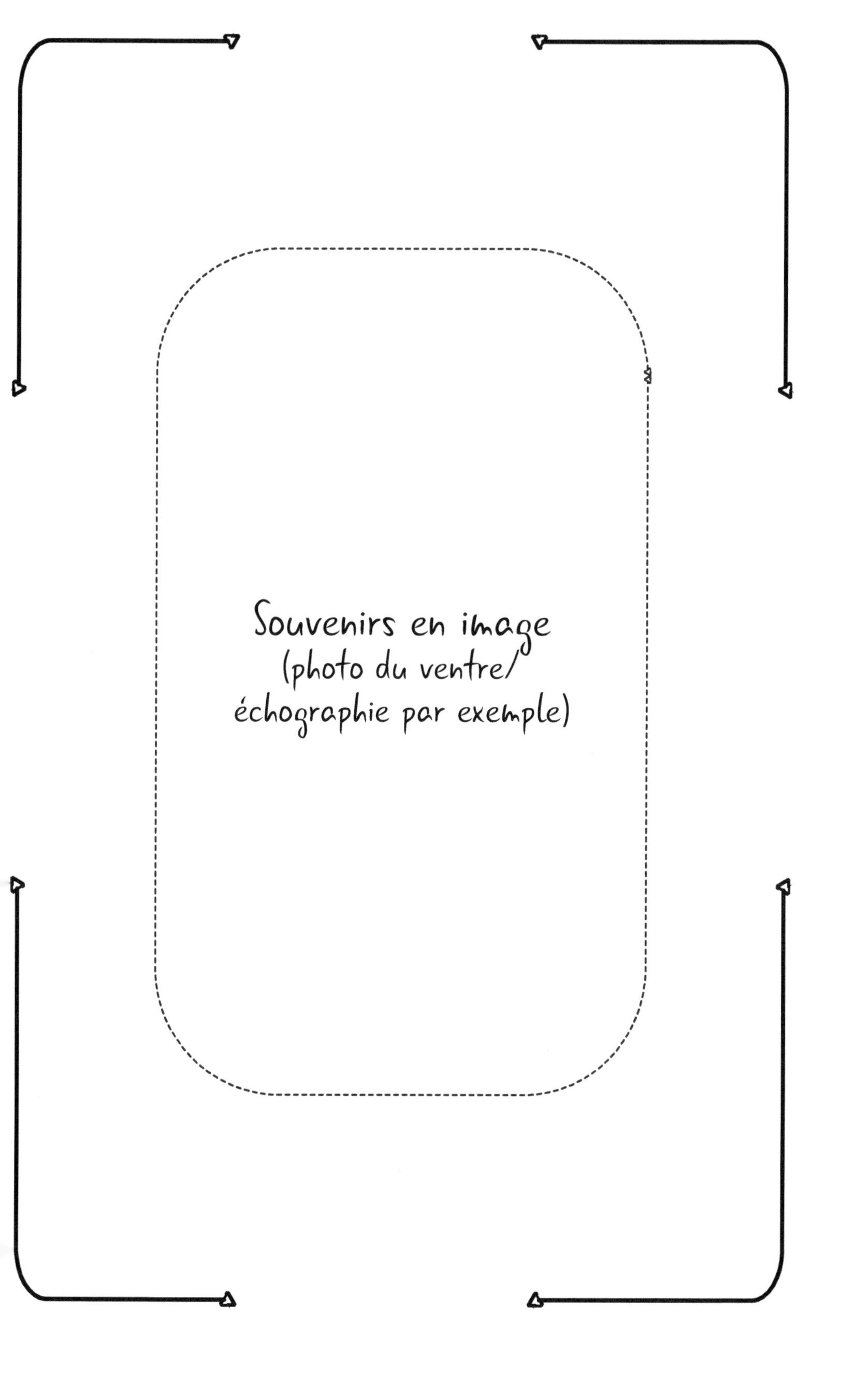
Souvenirs en image
(photo du ventre/
échographie par exemple)

# Semaine de grossesse 5

Le bébé mesure maintenant environ 1,2 mm: il est gros comme une graine de sésame. Les cellules continuent à se diviser et le tube neural s'est développé.

Mon poids (de départ): ______________________

La circonférence de mon ventre: ______________________

Mon tour de poitrine: ______________________

Mes symptômes de grossesse:

- [ ] Mauvaise humeur
- [ ] Nausées
- [ ] Fatigue
- [ ] Seins douloureux
- [ ] Imperfections
- [ ] Articulations enflées
- [ ] Malaises abdominaux
- [ ] Problèmes de digestion
- [ ] Problèmes circulatoires
- [ ] Fringales
- [ ] ______________________

Mon grand moment hebdomadaire:

Mon moment difficile hebdomadaire:

Cette semaine je me sens physiquement:

Cette semaine je suis émue:

Notes:

# Semaine de grossesse 6

L'embryon a maintenant une taille d'environ 4 mm: cela correspond à une petite myrtille. Cette semaine, le cœur de l'embryon commence à battre.

Mon poids (de départ): ____________________

La circonférence de mon ventre: ____________________

Mon tour de poitrine: ____________________

Mes symptômes de grossesse:

- [ ] Mauvaise humeur
- [ ] Nausées
- [ ] Fatigue
- [ ] Seins douloureux
- [ ] Imperfections
- [ ] Articulations enflées
- [ ] Malaises abdominaux
- [ ] Problèmes de digestion
- [ ] Problèmes circulatoires
- [ ] Fringales
- [ ] ____________________

Mon grand moment hebdomadaire:

Mon moment difficile hebdomadaire:

Cette semaine je me sens physiquement:

Cette semaine je suis émue:

Notes:

# Semaine de grossesse 7

Votre bébé grandit d'1 mm chaque jour et a actuellement la taille d'une cacahuète (environ 5 mm). Les organes internes se développent et il commence à bouger facilement (mais vous ne le sentez toujours pas).

Mon poids (de départ): ______________________

La circonférence de mon ventre: ______________________

Mon tour de poitrine: ______________________

Mes symptômes de grossesse:

- [ ] Mauvaise humeur
- [ ] Nausées
- [ ] Fatigue
- [ ] Seins douloureux
- [ ] Imperfections
- [ ] Articulations enflées
- [ ] Malaises abdominaux
- [ ] Problèmes de digestion
- [ ] Problèmes circulatoires
- [ ] Fringales
- [ ] ______________________

Mon grand moment hebdomadaire:

Mon moment difficile hebdomadaire:

Cette semaine je me sens physiquement:

Cette semaine je suis émue:

Notes:

# Semaine de grossesse 8

Le petit habitant de votre ventre est gros comme une mûre (environ 1,5 cm) et pèse un peu moins de 0,25 g. Il peut lever la tête et sa colonne vertébrale s'est développée.

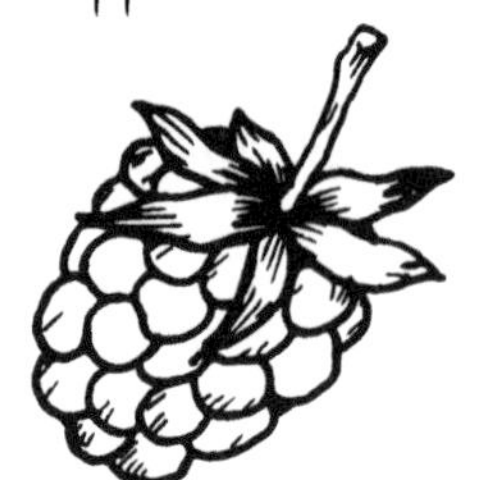

Mon poids (de départ): ____________________

La circonférence de mon ventre: ____________________

Mon tour de poitrine: ____________________

Mes symptômes de grossesse:

- [ ] Mauvaise humeur
- [ ] Nausées
- [ ] Fatigue
- [ ] Seins douloureux
- [ ] Imperfections
- [ ] Articulations enflées
- [ ] Malaises abdominaux
- [ ] Problèmes de digestion
- [ ] Problèmes circulatoires
- [ ] Fringales
- [ ] ____________________

Mon grand moment hebdomadaire:

Mon moment difficile hebdomadaire:

Cette semaine je me sens physiquement:

Cette semaine je suis émue:

Notes:

Pensez-vous que ce sera un garçon ou une fille?

Pourquoi croyez-vous cela?

Qu'en pense votre partenaire?

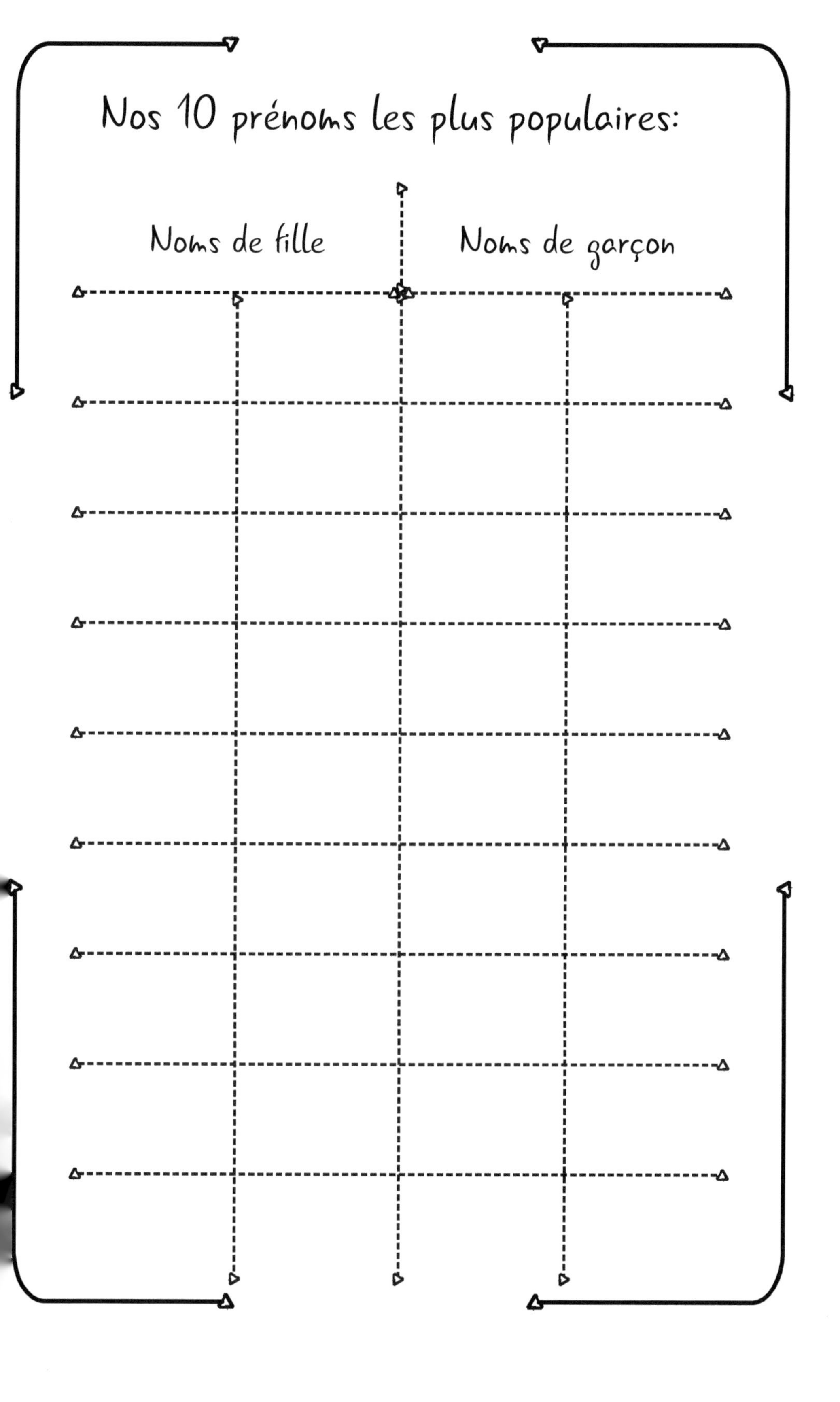
Nos 10 prénoms les plus populaires:
Noms de fille
Noms de garçon

# Semaine de grossesse 9

Votre bébé commence à bouger les bras et les jambes et se retourne dans l'estomac. Il a maintenant la taille d'une cerise (2,3 cm) et pèse 2 grammes.

Mon poids (de départ): ____________________

La circonférence de mon ventre: ____________________

Mon tour de poitrine: ____________________

Mes symptômes de grossesse:

- [ ] Mauvaise humeur
- [ ] Nausées
- [ ] Fatigue
- [ ] Seins douloureux
- [ ] Imperfections
- [ ] Articulations enflées
- [ ] Malaises abdominaux
- [ ] Problèmes de digestion
- [ ] Problèmes circulatoires
- [ ] Fringales
- [ ] ____________________

Mon grand moment hebdomadaire:

Mon moment difficile hebdomadaire:

Cette semaine je me sens physiquement:

Cette semaine je suis émue:

Notes:

# Semaine de grossesse 10

Votre embryon se transforme ensuite en fœtus, il mesure maintenant 2,8 cm. Cela correspond à peu près à une noix. Il pèse environ 5 g et peut sentir si vous ressentez de la joie ou de la tristesse.

Mon poids (de départ): ____________________

La circonférence de mon ventre: ____________________

Mon tour de poitrine: ____________________

Mes symptômes de grossesse:

- [ ] Mauvaise humeur
- [ ] Nausées
- [ ] Fatigue
- [ ] Seins douloureux
- [ ] Imperfections
- [ ] Articulations enflées
- [ ] Malaises abdominaux
- [ ] Problèmes de digestion
- [ ] Problèmes circulatoires
- [ ] Fringales
- [ ] ____________________

Mon grand moment hebdomadaire:

Mon moment difficile hebdomadaire:

Cette semaine je me sens physiquement:

Cette semaine je suis émue:

Notes:

# Semaine de grossesse 11

Le cœur de votre bébé commence à battre plus vite en raison de la plus grande quantité de sang. Il prend des traits humains, fait actuellement la taille d'une fraise (4,1 cm) et pèse 9 grammes.

Mon poids (de départ): ______________________

La circonférence de mon ventre: ______________________

Mon tour de poitrine: ______________________

Mes symptômes de grossesse:

- [ ] Mauvaise humeur
- [ ] Nausées
- [ ] Fatigue
- [ ] Seins douloureux
- [ ] Imperfections
- [ ] Articulations enflées
- [ ] Malaises abdominaux
- [ ] Problèmes de digestion
- [ ] Problèmes circulatoires
- [ ] Fringales
- [ ] ______________________

Mon grand moment hebdomadaire:

Mon moment difficile hebdomadaire:

Cette semaine je me sens physiquement:

Cette semaine je suis émue:

Notes:

# Semaine de grossesse 12

Votre fœtus suce le pouce et avale du liquide amniotique, ce qui peut provoquer le hoquet. Il effectue des premiers exercices de respiration et mesure 5 cm: il est aussi grand qu'un litchi.

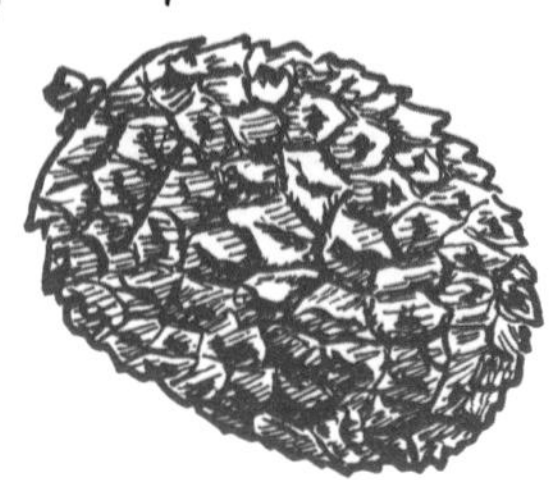

Mon poids (de départ): ______________________

La circonférence de mon ventre: ______________________

Mon tour de poitrine: ______________________

Mes symptômes de grossesse:

- [ ] Mauvaise humeur
- [ ] Nausées
- [ ] Fatigue
- [ ] Seins douloureux
- [ ] Imperfections
- [ ] Articulations enflées
- [ ] Malaises abdominaux
- [ ] Problèmes de digestion
- [ ] Problèmes circulatoires
- [ ] Fringales
- [ ] ______________________

Mon grand moment hebdomadaire:

Mon moment difficile hebdomadaire:

Cette semaine je me sens physiquement:

Cette semaine je suis émue:

Notes:

Quand et comment as-tu annoncé que tu deviendrais maman?

Qui est maintenant au courant?

Quelles ont été les réactions?

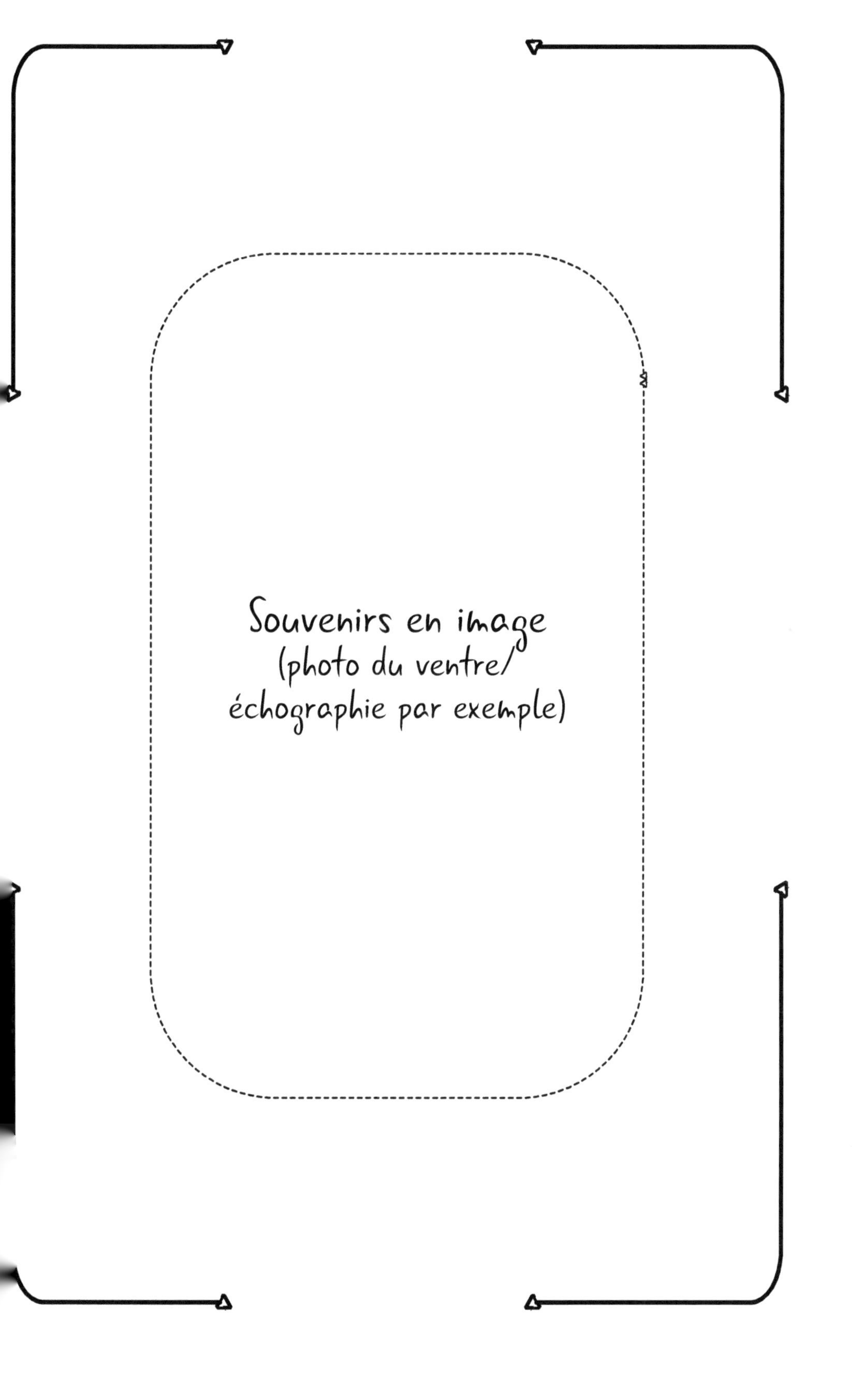
Souvenirs en image
(photo du ventre/
échographie par exemple)

# Semaine de grossesse 13

Votre bébé a la taille d'un champignon (6 cm, 18 g) et peut déjà faire la différence entre la lumière et l'obscurité. Il perçoit de plus en plus le bruit.

Mon poids (de départ): ______________________

La circonférence de mon ventre: ______________________

Mon tour de poitrine: ______________________

Mes symptômes de grossesse:

- [ ] Mauvaise humeur
- [ ] Nausées
- [ ] Fatigue
- [ ] Seins douloureux
- [ ] Imperfections
- [ ] Articulations enflées
- [ ] Malaises abdominaux
- [ ] Problèmes de digestion
- [ ] Problèmes circulatoires
- [ ] Fringales
- [ ] ______________________

Mon grand moment hebdomadaire:

Mon moment difficile hebdomadaire:

Cette semaine je me sens physiquement:

Cette semaine je suis émue:

Notes:

# Semaine de grossesse 14

Le fœtus est maintenant recouvert de liquide amniotique. Il devient de plus en plus actif mais vous ne pouvez pas encore le sentir. Avec ses 8 cm et 40 g, il est aussi gros qu'un citron.

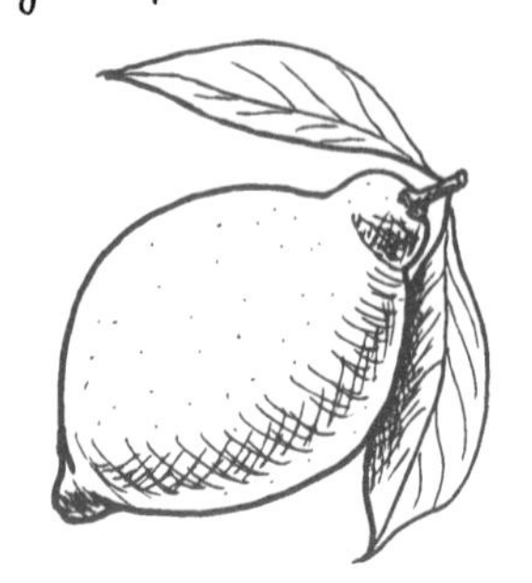

Mon poids (de départ): ______

La circonférence de mon ventre: ______

Mon tour de poitrine: ______

Mes symptômes de grossesse:

- [ ] Mauvaise humeur
- [ ] Nausées
- [ ] Fatigue
- [ ] Seins douloureux
- [ ] Imperfections
- [ ] Articulations enflées
- [ ] Malaises abdominaux
- [ ] Problèmes de digestion
- [ ] Problèmes circulatoires
- [ ] Fringales
- [ ] ______

Mon grand moment hebdomadaire:

Mon moment difficile hebdomadaire:

Cette semaine je me sens physiquement:

Cette semaine je suis émue:

Notes:

# Semaine de grossesse 15

Votre bébé peut ouvrir et fermer sa bouche. Son cœur est maintenant complètement développé et a atteint la taille d'une pêche (9 cm, 50 g).

Mon poids (de départ): ____________________

La circonférence de mon ventre: ____________________

Mon tour de poitrine: ____________________

Mes symptômes de grossesse:

- [ ] Mauvaise humeur
- [ ] Nausées
- [ ] Fatigue
- [ ] Seins douloureux
- [ ] Imperfections
- [ ] Articulations enflées
- [ ] Malaises abdominaux
- [ ] Problèmes de digestion
- [ ] Problèmes circulatoires
- [ ] Fringales
- [ ] ____________________

Mon grand moment hebdomadaire:

Mon moment difficile hebdomadaire:

Cette semaine je me sens physiquement:

Cette semaine je suis émue:

Notes:

# Semaine de grossesse 16

Votre bébé a maintenant la taille d'une grenade (11 cm) et pèse 100 g. Il bouge les bras et les jambes et flotte dans le ventre. Il y a encore assez de place pour cela.

Mon poids (de départ): ____________________

La circonférence de mon ventre: ____________________

Mon tour de poitrine: ____________________

Mes symptômes de grossesse:

- [ ] Mauvaise humeur
- [ ] Nausées
- [ ] Fatigue
- [ ] Seins douloureux
- [ ] Imperfections
- [ ] Articulations enflées
- [ ] Malaises abdominaux
- [ ] Problèmes de digestion
- [ ] Problèmes circulatoires
- [ ] Fringales
- [ ] ____________________

Mon grand moment hebdomadaire:

Mon moment difficile hebdomadaire:

Cette semaine je me sens physiquement:

Cette semaine je suis émue:

Notes:

Courses pour le bébé (poussette, siège auto, etc.):

# Dates importantes dans un futur proche.

# Semaine de grossesse 17

Votre fœtus maîtrise de mieux en mieux ses mouvements et commence maintenant à avoir une couche de graisse. Le squelette commence à se former. Il mesure 12 cm de hauteur, comme pomme de terre, et pèse 120 g.

Mon poids (de départ): ______________________

La circonférence de mon ventre: ______________________

Mon tour de poitrine: ______________________

Mes symptômes de grossesse:

- [ ] Mauvaise humeur
- [ ] Nausées
- [ ] Fatigue
- [ ] Seins douloureux
- [ ] Imperfections
- [ ] Articulations enflées
- [ ] Malaises abdominaux
- [ ] Problèmes de digestion
- [ ] Problèmes circulatoires
- [ ] Fringales
- [ ] ______________________

Mon grand moment hebdomadaire:

Mon moment difficile hebdomadaire:

Cette semaine je me sens physiquement:

Cette semaine je suis émue:

Notes:

# Semaine de grossesse 18

Votre bébé a la taille d'un poivron (14 cm, 150 g). Ses mains et ses pieds sont en développement. Il atteint le cordon ombilical.

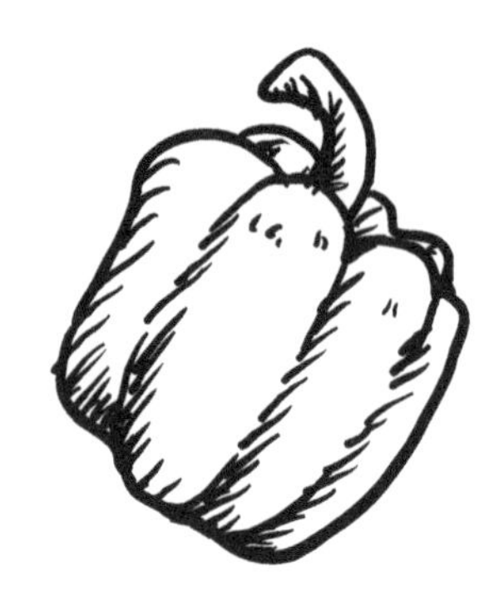

Mon poids (de départ): ________________

La circonférence de mon ventre: ________________

Mon tour de poitrine: ________________

Mes symptômes de grossesse:

- [ ] Mauvaise humeur
- [ ] Nausées
- [ ] Fatigue
- [ ] Seins douloureux
- [ ] Imperfections
- [ ] Articulations enflées
- [ ] Malaises abdominaux
- [ ] Problèmes de digestion
- [ ] Problèmes circulatoires
- [ ] Fringales
- [ ] ________________

Mon grand moment hebdomadaire:

Mon moment difficile hebdomadaire:

Cette semaine je me sens physiquement:

Cette semaine je suis émue:

Notes:

# Semaine de grossesse 19

Votre petit chéri est maintenant aussi gros qu'un épi de maïs (15 cm) et porte fièrement 220 g sur la balance. Ses traits du visage peuvent maintenant être reconnus et les organes sexuels sont pleinement développés.

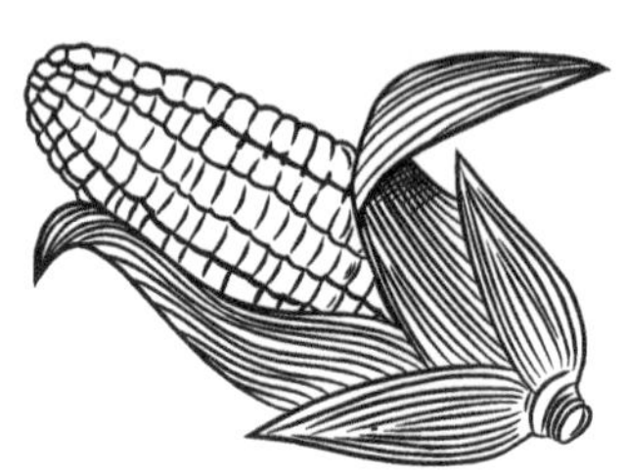

Mon poids (de départ): ____________________

La circonférence de mon ventre: ____________________

Mon tour de poitrine: ____________________

Mes symptômes de grossesse:

- [ ] Mauvaise humeur
- [ ] Nausées
- [ ] Fatigue
- [ ] Seins douloureux
- [ ] Imperfections
- [ ] Articulations enflées
- [ ] Malaises abdominaux
- [ ] Problèmes de digestion
- [ ] Problèmes circulatoires
- [ ] Fringales
- [ ] ____________________

Mon grand moment hebdomadaire:

Mon moment difficile hebdomadaire:

Cette semaine je me sens physiquement:

Cette semaine je suis émue:

Notes:

# Semaine de grossesse 20

Le développement des organes de votre bébé est terminé. Il peut goûter à l'eau des fruits que vous mangez. Avec ses 25 cm et 300 g, il est gros comme une papaye.

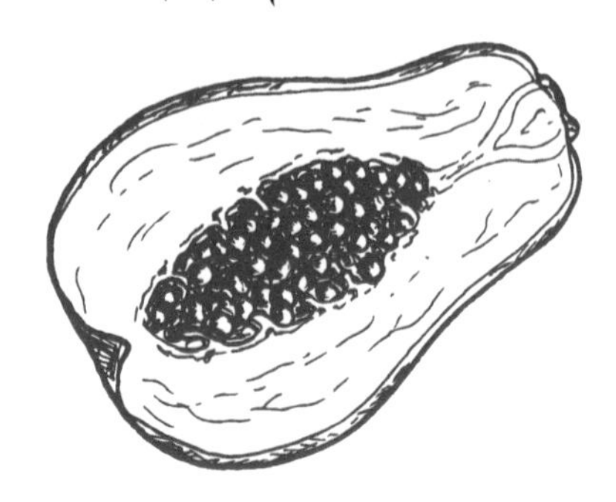

Mon poids (de départ): ______________________

La circonférence de mon ventre: ______________________

Mon tour de poitrine: ______________________

Mes symptômes de grossesse:

- [ ] Mauvaise humeur
- [ ] Nausées
- [ ] Fatigue
- [ ] Seins douloureux
- [ ] Imperfections
- [ ] Articulations enflées
- [ ] Malaises abdominaux
- [ ] Problèmes de digestion
- [ ] Problèmes circulatoires
- [ ] Fringales
- [ ] ______________________

Mon grand moment hebdomadaire:

Mon moment difficile hebdomadaire:

Cette semaine je me sens physiquement:

Cette semaine je suis émue:

Notes:

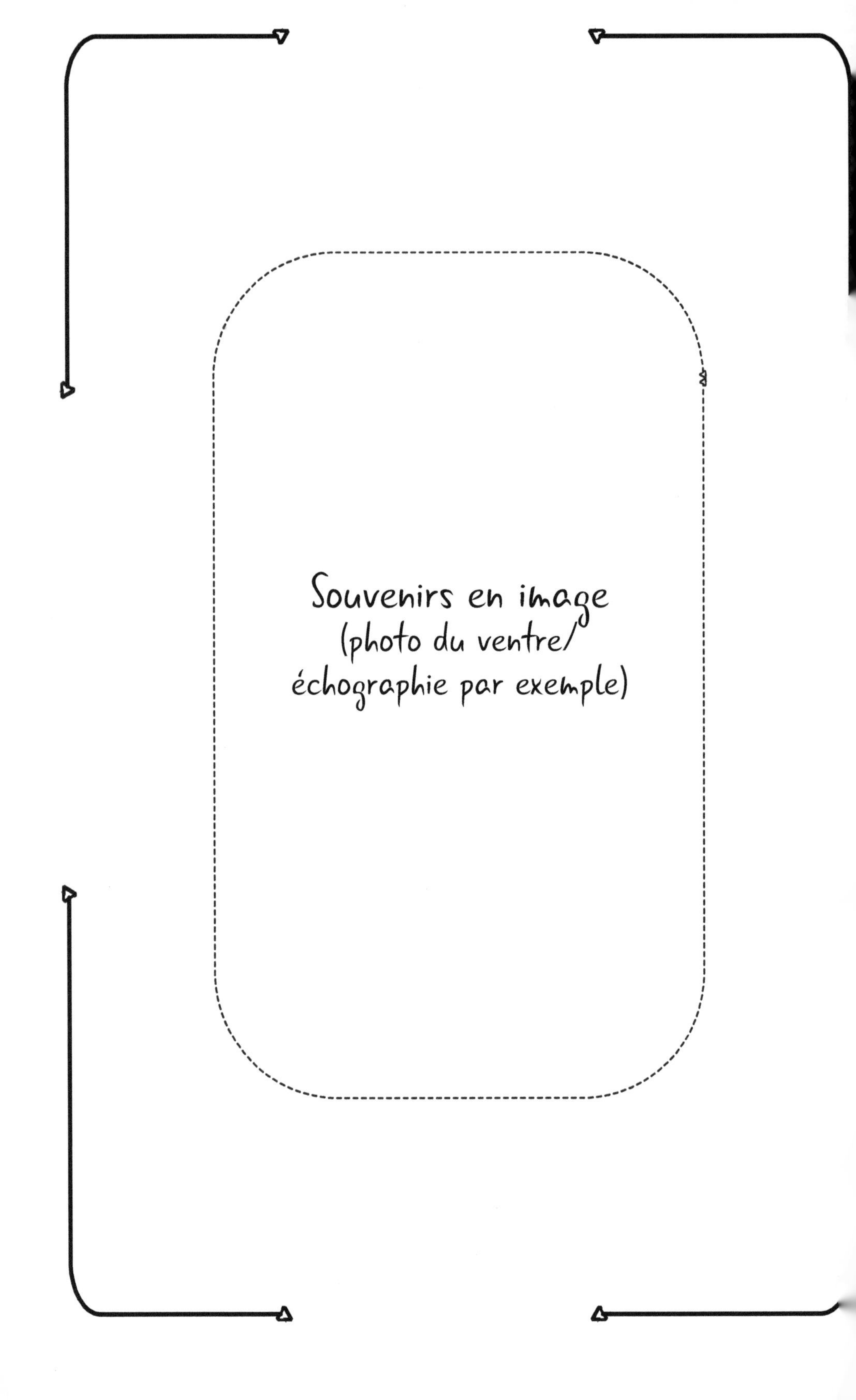
Souvenirs en image
(photo du ventre/
échographie par exemple)

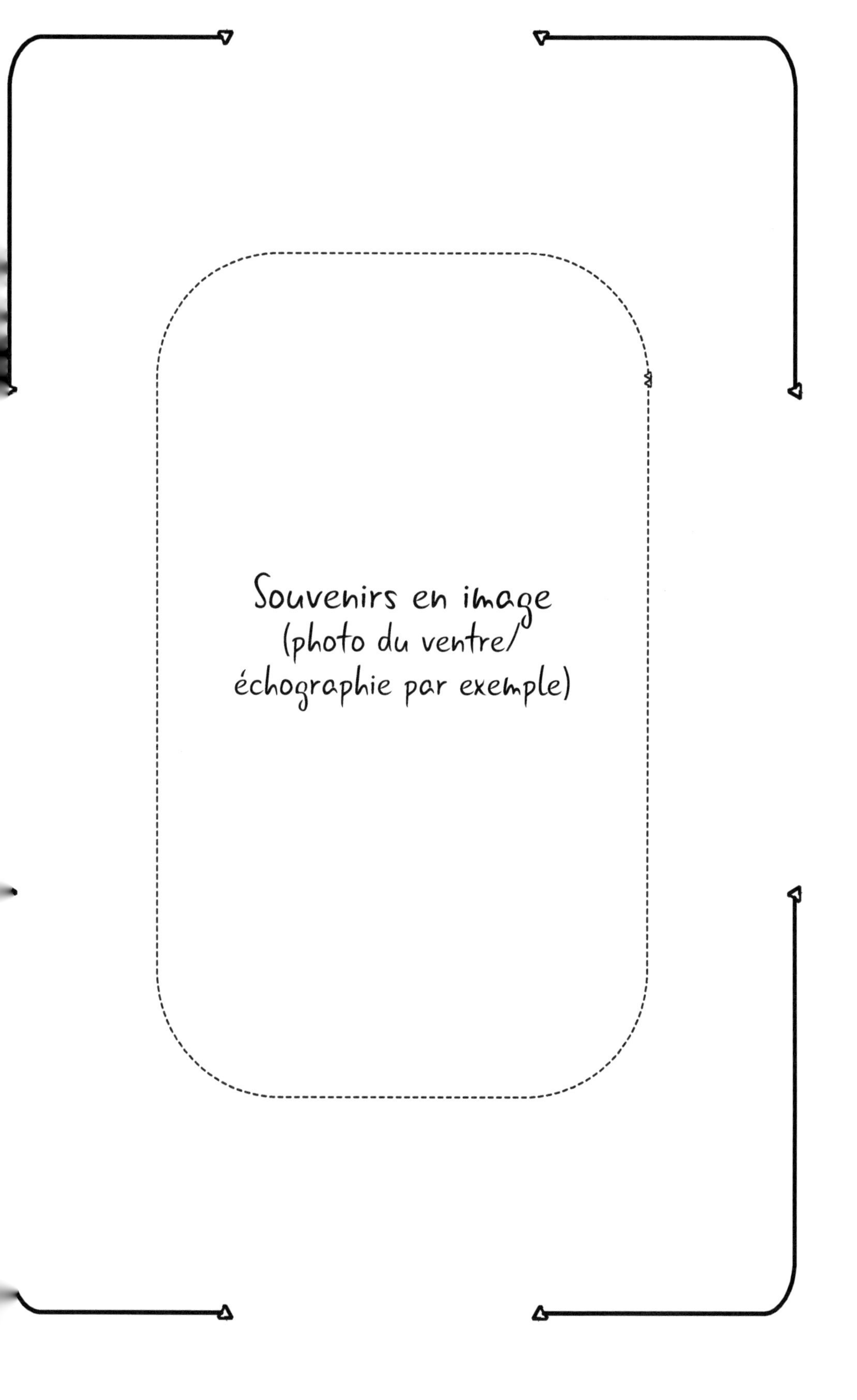
Souvenirs en image
(photo du ventre/
échographie par exemple)

# Semaine de grossesse 21

Le cerveau de votre bébé évolue constamment. Il pousse et se développe et est maintenant aussi gros qu'une botte d'asperges. (27 cm, 350 g).

Mon poids (de départ): ______

La circonférence de mon ventre: ______

Mon tour de poitrine: ______

Mes symptômes de grossesse:

- ☐ Mauvaise humeur
- ☐ Nausées
- ☐ Fatigue
- ☐ Seins douloureux
- ☐ Imperfections
- ☐ Articulations enflées
- ☐ Malaises abdominaux
- ☐ Problèmes de digestion
- ☐ Problèmes circulatoires
- ☐ Fringales
- ☐ ______

Mon grand moment hebdomadaire:

Mon moment difficile hebdomadaire:

Cette semaine je me sens physiquement:

Cette semaine je suis émue:

Notes:

# Semaine de grossesse 22

Votre bébé a la taille d'une grappe de raisin (28 cm, 475 g). À chaque minute de silence, il fait ses exercices de gymnastique dans votre ventre.

Mon poids (de départ): ____

La circonférence de mon ventre: ____

Mon tour de poitrine: ____

Mes symptômes de grossesse:

- [ ] Mauvaise humeur
- [ ] Nausées
- [ ] Fatigue
- [ ] Seins douloureux
- [ ] Imperfections
- [ ] Articulations enflées
- [ ] Malaises abdominaux
- [ ] Problèmes de digestion
- [ ] Problèmes circulatoires
- [ ] Fringales
- [ ] ____

Mon grand moment hebdomadaire:

Mon moment difficile hebdomadaire:

Cette semaine je me sens physiquement:

Cette semaine je suis émue:

Notes:

# Semaine de grossesse 23

À partir de maintenant, vous pourrez aussi regarder votre bébé sur la paroi de votre ventre tout en faisant de la gymnastique. Il a la taille d'une longue banane (30 cm) et pèse 580 g.

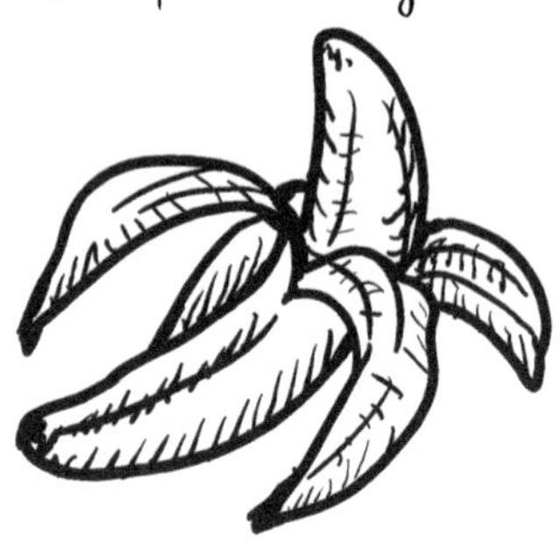

Mon poids (de départ): ______________________

La circonférence de mon ventre: ______________________

Mon tour de poitrine: ______________________

Mes symptômes de grossesse:

- [ ] Mauvaise humeur
- [ ] Nausées
- [ ] Fatigue
- [ ] Seins douloureux
- [ ] Imperfections
- [ ] Articulations enflées
- [ ] Malaises abdominaux
- [ ] Problèmes de digestion
- [ ] Problèmes circulatoires
- [ ] Fringales
- [ ] ______________________

Mon grand moment hebdomadaire:

Mon moment difficile hebdomadaire:

Cette semaine je me sens physiquement:

Cette semaine je suis émue:

Notes:

# Semaine de grossesse 24

Votre petit trésor est maintenant aussi gros qu'une aubergine (31 cm) et pèse fièrement 700g. Il peut désormais différencier les sons.

Mon poids (de départ): ____________

La circonférence de mon ventre: ____________

Mon tour de poitrine: ____________

Mes symptômes de grossesse:

- [ ] Mauvaise humeur
- [ ] Nausées
- [ ] Fatigue
- [ ] Seins douloureux
- [ ] Imperfections
- [ ] Articulations enflées
- [ ] Malaises abdominaux
- [ ] Problèmes de digestion
- [ ] Problèmes circulatoires
- [ ] Fringales
- [ ] ____________

Mon grand moment hebdomadaire:

Mon moment difficile hebdomadaire:

Cette semaine je me sens physiquement:

Cette semaine je suis émue:

Notes:

Dernières courses pour mon bébé:

Questions au gynécologue:

Liste de cadeaux pour mon bébé:

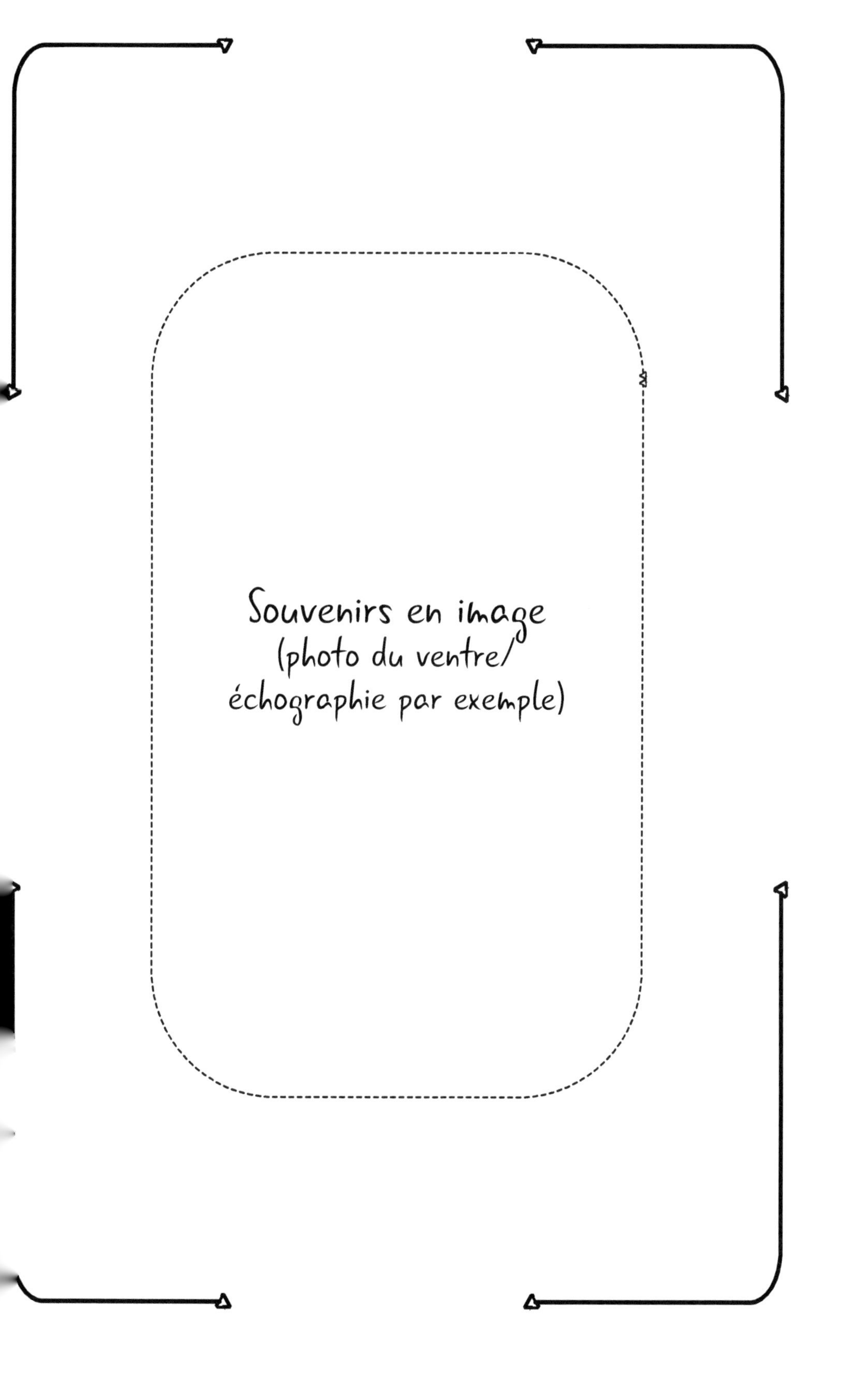
Souvenirs en image
(photo du ventre/
échographie par exemple)

# Semaine de grossesse 25

Votre bébé gros comme une courgette (33 cm) pèse 800 g cette semaine. Son sens de l'équilibre se développe et il bouge encore cette semaine qu'avant.

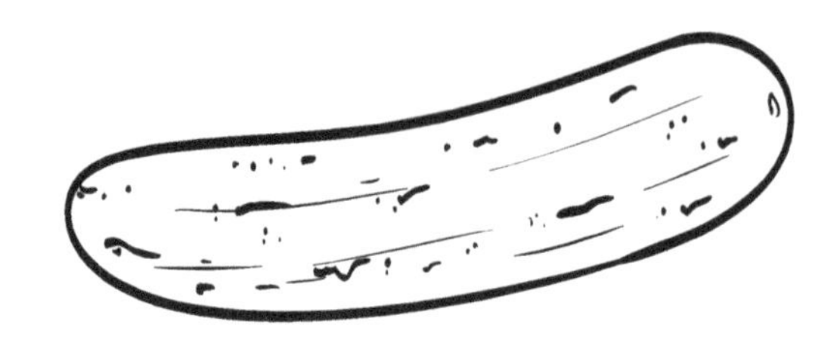

Mon poids (de départ): ____________________

La circonférence de mon ventre: ____________________

Mon tour de poitrine: ____________________

Mes symptômes de grossesse:

- [ ] Mauvaise humeur
- [ ] Nausées
- [ ] Fatigue
- [ ] Seins douloureux
- [ ] Imperfections
- [ ] Articulations enflées
- [ ] Malaises abdominaux
- [ ] Problèmes de digestion
- [ ] Problèmes circulatoires
- [ ] Fringales
- [ ] ____________________

Mon grand moment hebdomadaire:

Mon moment difficile hebdomadaire:

Cette semaine je me sens physiquement:

Cette semaine je suis émue:

Notes:

# Semaine de grossesse 26

Votre bébé ouvre les yeux dans votre ventre pour la première fois et entraîne ses réflexes avec assiduité. Il a maintenant la taille d'un concombre (35 cm) et pèse 900 g.

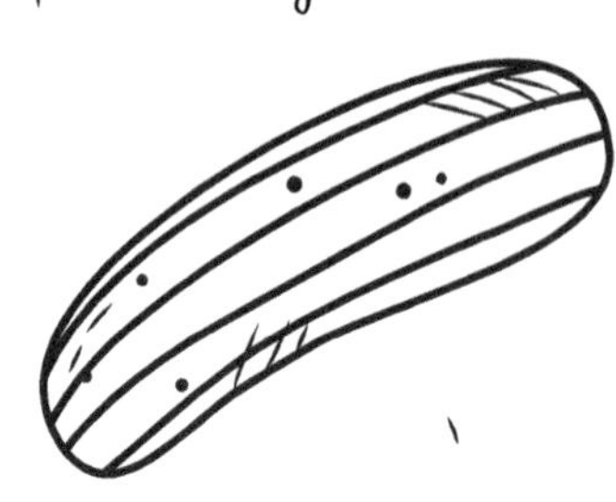

Mon poids (de départ): ______

La circonférence de mon ventre: ______

Mon tour de poitrine: ______

Mes symptômes de grossesse:

- [ ] Mauvaise humeur
- [ ] Nausées
- [ ] Fatigue
- [ ] Seins douloureux
- [ ] Imperfections
- [ ] Articulations enflées
- [ ] Malaises abdominaux
- [ ] Problèmes de digestion
- [ ] Problèmes circulatoires
- [ ] Fringales
- [ ] ______

Mon grand moment hebdomadaire:

Mon moment difficile hebdomadaire:

Cette semaine je me sens physiquement:

Cette semaine je suis émue:

Notes:

# Semaine de grossesse 27

Votre bébé a franchi la barre des 1000 g et est gros comme un radis (35 cm). Il commence à rêver et son cerveau se structure.

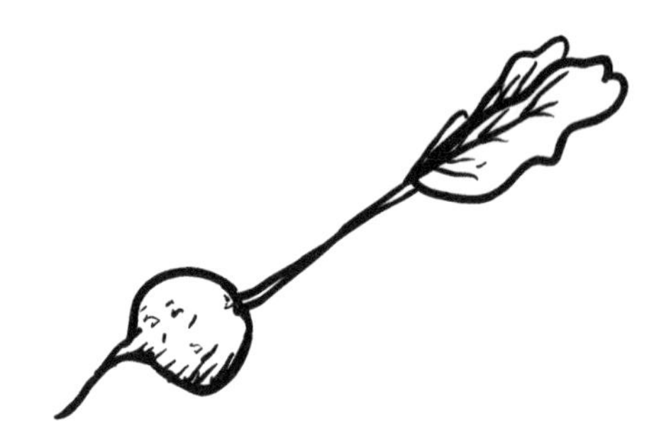

Mon poids (de départ): ______________________

La circonférence de mon ventre: ______________________

Mon tour de poitrine: ______________________

Mes symptômes de grossesse:

- [ ] Mauvaise humeur
- [ ] Nausées
- [ ] Fatigue
- [ ] Seins douloureux
- [ ] Imperfections
- [ ] Articulations enflées
- [ ] Malaises abdominaux
- [ ] Problèmes de digestion
- [ ] Problèmes circulatoires
- [ ] Fringales
- [ ] ______________________

Mon grand moment hebdomadaire:

Mon moment difficile hebdomadaire:

Cette semaine je me sens physiquement:

Cette semaine je suis émue:

Notes:

# Semaine de grossesse 28

Le système immunitaire de votre bébé peut désormais fonctionner en toute autonomie. Il pèse maintenant 1,1 kg et est aussi gros qu'un chou-fleur (37 cm). Il peut également reconnaître les couleurs ainsi que les formes lumineuses et sombres.

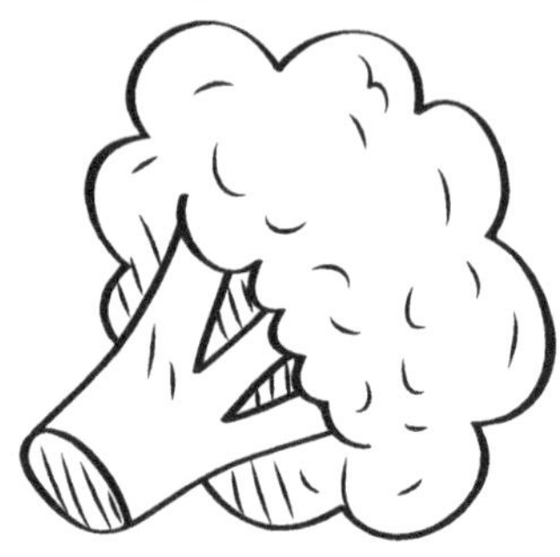

Mon poids (de départ): ______________________

La circonférence de mon ventre: ______________________

Mon tour de poitrine: ______________________

Mes symptômes de grossesse:

- [ ] Mauvaise humeur
- [ ] Nausées
- [ ] Fatigue
- [ ] Seins douloureux
- [ ] Imperfections
- [ ] Articulations enflées
- [ ] Malaises abdominaux
- [ ] Problèmes de digestion
- [ ] Problèmes circulatoires
- [ ] Fringales
- [ ] ______________________

Mon grand moment hebdomadaire:

Mon moment difficile hebdomadaire:

Cette semaine je me sens physiquement:

Cette semaine je suis émue:

Notes:

Dernières courses pour mon bébé:

Dernières questions au gynécologue:

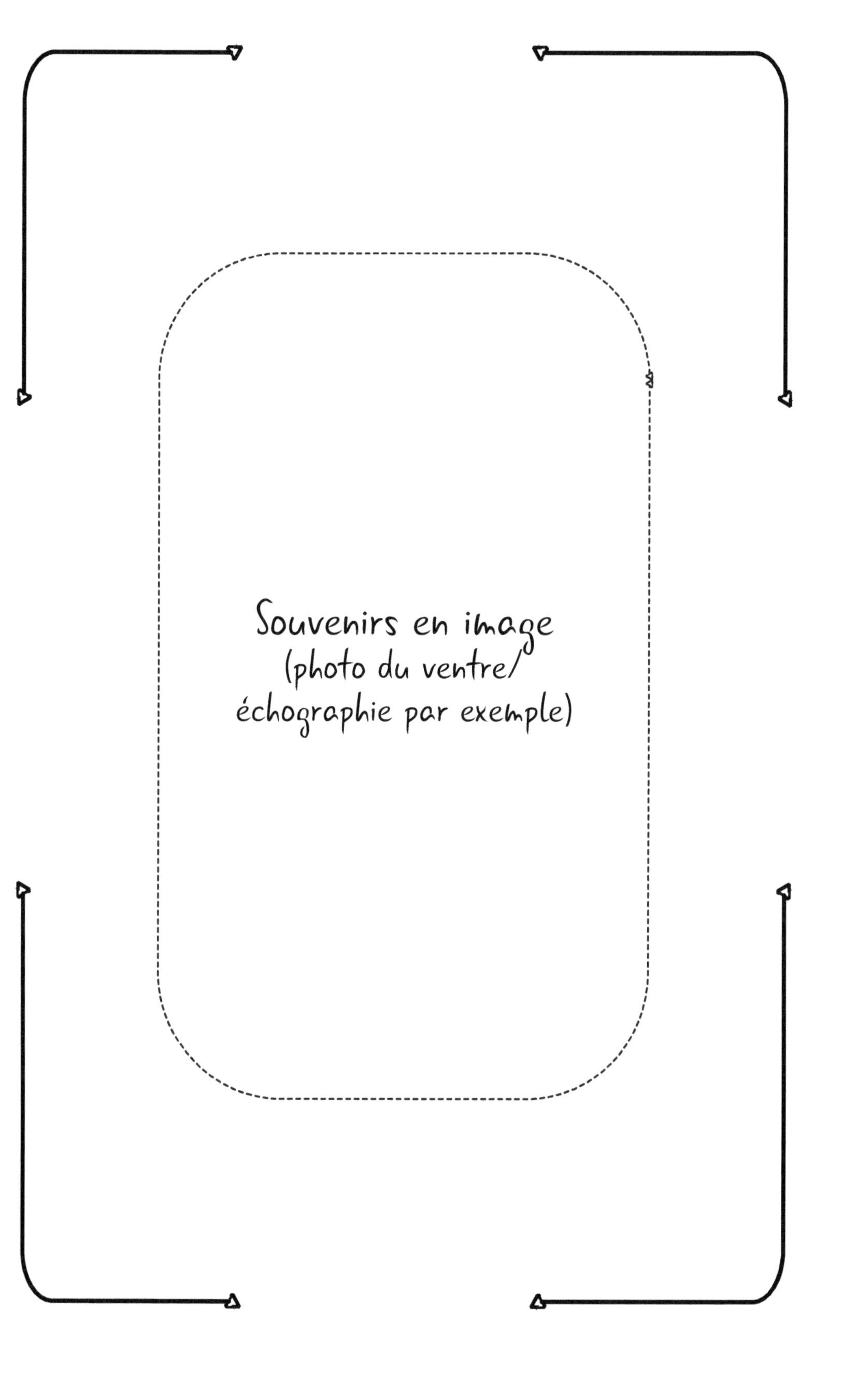
Souvenirs en image
(photo du ventre/
échographie par exemple)

# Semaine de grossesse 29

Le système nerveux et le cerveau de votre bébé continuent à se développer et les organes sont presque à maturité. Il est aussi gros qu'une plante de carotte (39 cm) et pèse 1250 g.

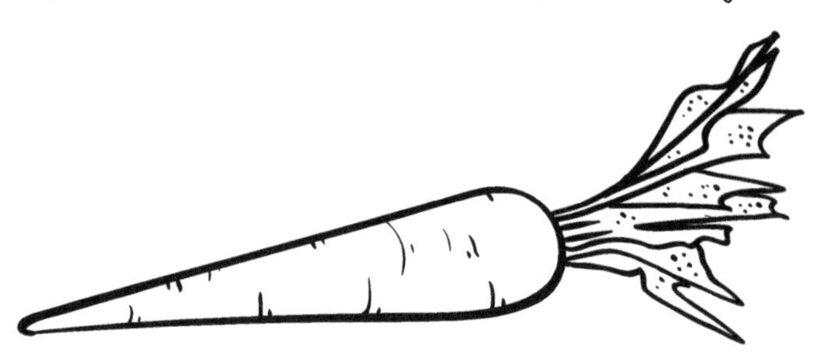

Mon poids (de départ): ____________________

La circonférence de mon ventre: ____________________

Mon tour de poitrine: ____________________

Mes symptômes de grossesse:

- ☐ Mauvaise humeur
- ☐ Nausées
- ☐ Fatigue
- ☐ Seins douloureux
- ☐ Imperfections
- ☐ Articulations enflées
- ☐ Malaises abdominaux
- ☐ Problèmes de digestion
- ☐ Problèmes circulatoires
- ☐ Fringales
- ☐ ____________________

Mon grand moment hebdomadaire:

Mon moment difficile hebdomadaire:

Cette semaine je me sens physiquement:

Cette semaine je suis émue:

Notes:

# Semaine de grossesse 30

L'espace disponible pour votre bébé rétrécit de plus en plus. Avec ses 1,4 kg et 40 cm (équivalent à un une salade romaine), il reste actif. Il peut maintenant ressentir de la douleur. Le tube digestif et les poumons fonctionnent de manière autonome.

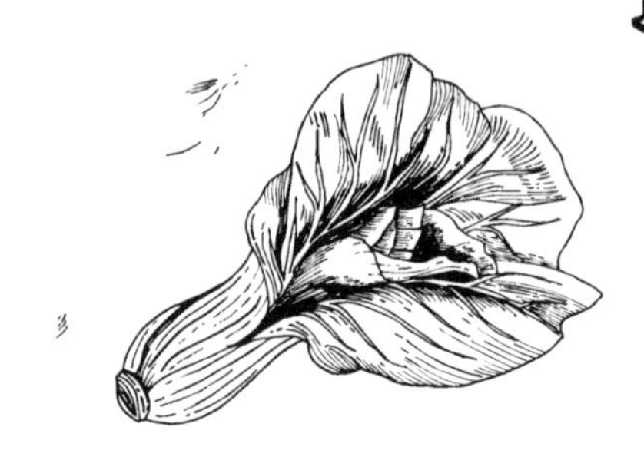

Mon poids (de départ): ____________________

La circonférence de mon ventre: ____________________

Mon tour de poitrine: ____________________

Mes symptômes de grossesse:

- [ ] Mauvaise humeur
- [ ] Nausées
- [ ] Fatigue
- [ ] Seins douloureux
- [ ] Imperfections
- [ ] Articulations enflées
- [ ] Malaises abdominaux
- [ ] Problèmes de digestion
- [ ] Problèmes circulatoires
- [ ] Fringales
- [ ] ____________________

Mon grand moment hebdomadaire:

Mon moment difficile hebdomadaire:

Cette semaine je me sens physiquement:

Cette semaine je suis émue:

Notes:

# Semaine de grossesse 31

Avec ses 42 cm (comme un radis) et 1600 g, votre petit chéri manque probablement de place! Peut-être a-t-il déjà pris la position de naissance.

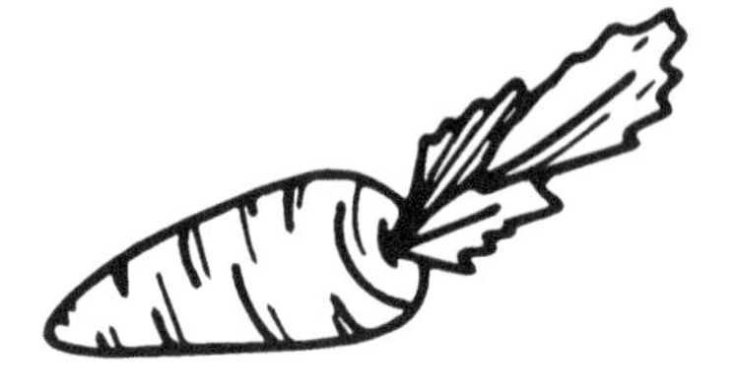

Mon poids (de départ): ______________________

La circonférence de mon ventre: ______________________

Mon tour de poitrine: ______________________

Mes symptômes de grossesse:

- [ ] Mauvaise humeur
- [ ] Nausées
- [ ] Fatigue
- [ ] Seins douloureux
- [ ] Imperfections
- [ ] Articulations enflées
- [ ] Malaises abdominaux
- [ ] Problèmes de digestion
- [ ] Problèmes circulatoires
- [ ] Fringales
- [ ] ______________________

Mon grand moment hebdomadaire:

Mon moment difficile hebdomadaire:

Cette semaine je me sens physiquement:

Cette semaine je suis émue:

Notes:

# Semaine de grossesse 32

Votre bébé accumule des réserves de graisse et grossit d'environ 1 cm par semaine. Maintenant, il est gros comme un fenouil (43 cm) et pèse 1800 g.

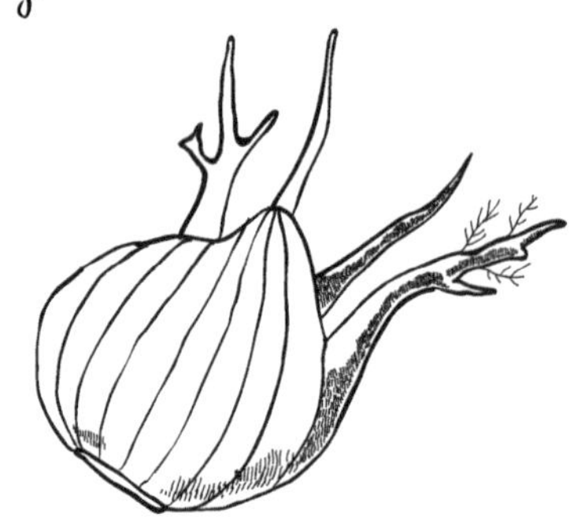

Mon poids (de départ): ____________________

La circonférence de mon ventre: ____________________

Mon tour de poitrine: ____________________

Mes symptômes de grossesse:

- [ ] Mauvaise humeur
- [ ] Nausées
- [ ] Fatigue
- [ ] Seins douloureux
- [ ] Imperfections
- [ ] Articulations enflées
- [ ] Malaises abdominaux
- [ ] Problèmes de digestion
- [ ] Problèmes circulatoires
- [ ] Fringales
- [ ] ____________________

Mon grand moment hebdomadaire:

Mon moment difficile hebdomadaire:

Cette semaine je me sens physiquement:

Cette semaine je suis émue:

Notes:

Où est-ce que je veux donner naissance?

Comment est-ce que je veux accoucher?

Quelles questions ai-je encore?

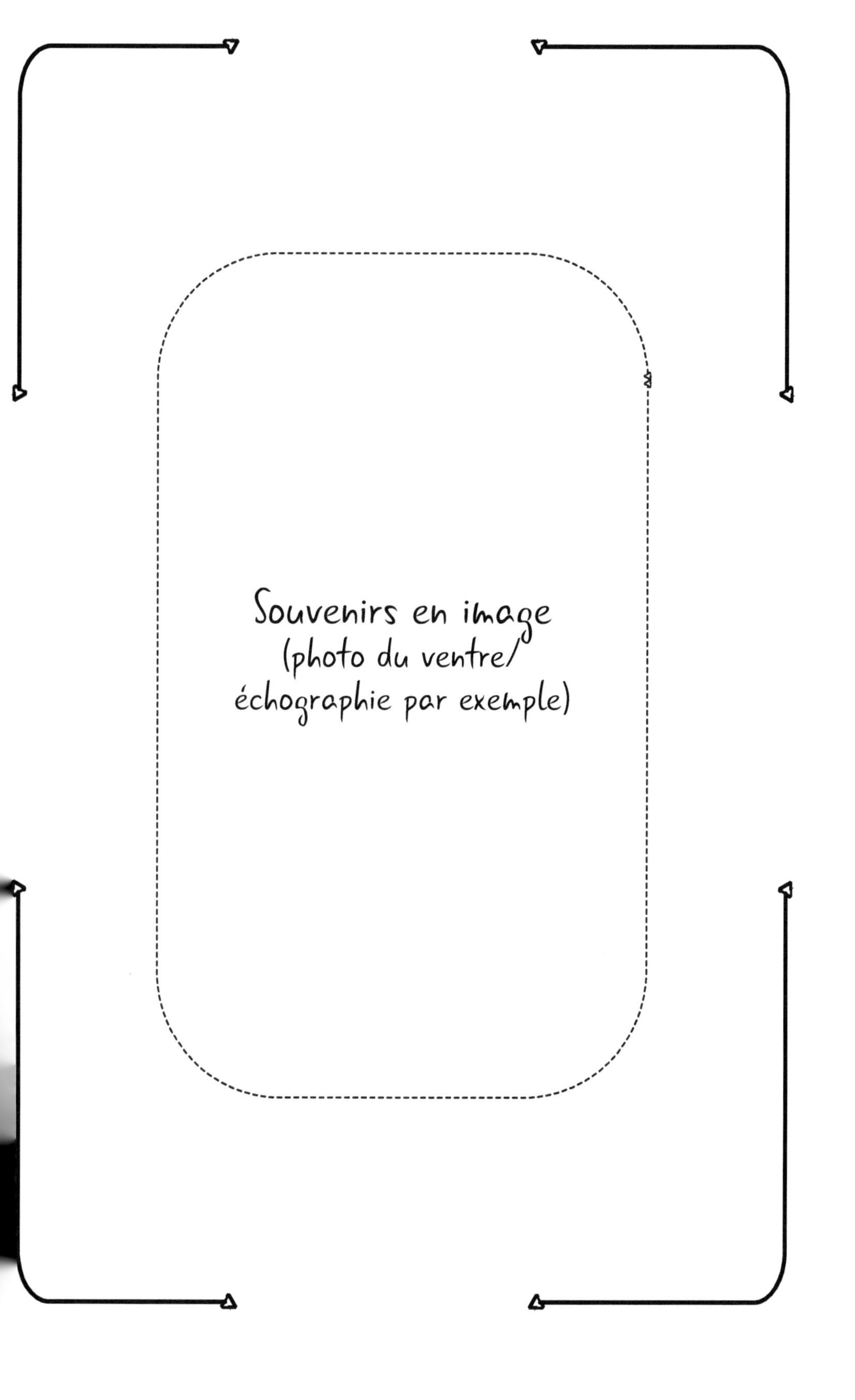
Souvenirs en image
(photo du ventre/
échographie par exemple)

# Semaine de grossesse 33

Votre bébé dormira environ 20 heures. Il est aussi gros que des blettes (44 cm) et pèse 2 kg.

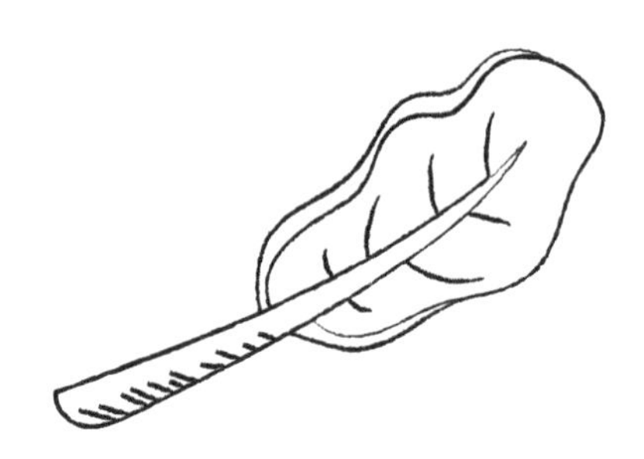

Mon poids (de départ): ______________________

La circonférence de mon ventre: ______________________

Mon tour de poitrine: ______________________

Mes symptômes de grossesse:

- ☐ Mauvaise humeur
- ☐ Nausées
- ☐ Fatigue
- ☐ Seins douloureux
- ☐ Imperfections
- ☐ Articulations enflées
- ☐ Malaises abdominaux
- ☐ Problèmes de digestion
- ☐ Problèmes circulatoires
- ☐ Fringales
- ☐ ______________________

Mon grand moment hebdomadaire:

Mon moment difficile hebdomadaire:

Cette semaine je me sens physiquement:

Cette semaine je suis émue:

Notes:

# Semaine de grossesse 34

Vous avez maintenant un petit melon de 45 cm et 2 250 g dans le ventre. Votre bébé pourrait maintenant survivre seul hors du ventre.

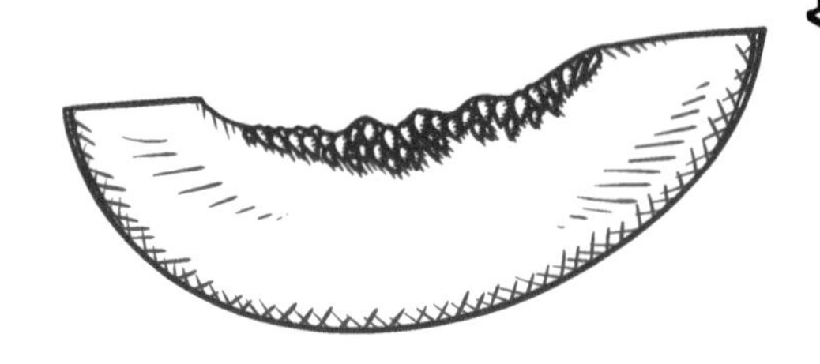

Mon poids (de départ): ______

La circonférence de mon ventre: ______

Mon tour de poitrine: ______

Mes symptômes de grossesse:

- [ ] Mauvaise humeur
- [ ] Nausées
- [ ] Fatigue
- [ ] Seins douloureux
- [ ] Imperfections
- [ ] Articulations enflées
- [ ] Malaises abdominaux
- [ ] Problèmes de digestion
- [ ] Problèmes circulatoires
- [ ] Fringales
- [ ] ______

Mon grand moment hebdomadaire:

Mon moment difficile hebdomadaire:

Cette semaine je me sens physiquement:

Cette semaine je suis émue:

Notes:

# Semaine de grossesse 35

Votre petit miracle est aussi gros qu'une laitue (46 cm) et pèse 2550 g. Il rêve désormais très intensément.

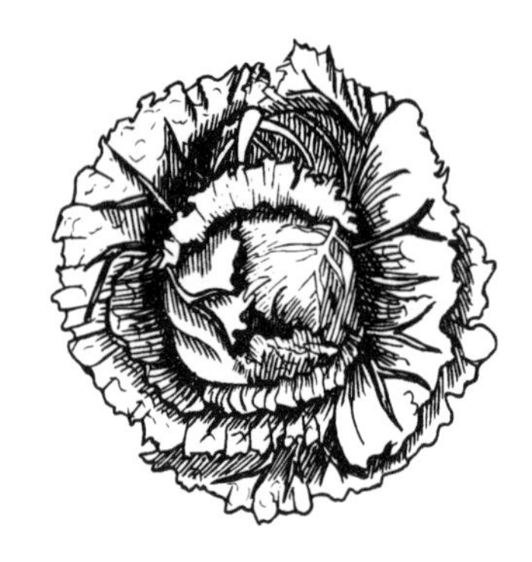

Mon poids (de départ): ______________________

La circonférence de mon ventre: ______________________

Mon tour de poitrine: ______________________

Mes symptômes de grossesse:

- [ ] Mauvaise humeur
- [ ] Nausées
- [ ] Fatigue
- [ ] Seins douloureux
- [ ] Imperfections
- [ ] Articulations enflées
- [ ] Malaises abdominaux
- [ ] Problèmes de digestion
- [ ] Problèmes circulatoires
- [ ] Fringales
- [ ] ______________________

Mon grand moment hebdomadaire:

Mon moment difficile hebdomadaire:

Cette semaine je me sens physiquement:

Cette semaine je suis émue:

Notes:

# Semaine de grossesse 36

Cela devient plus calme dans votre ventre: il y a de moins en moins de place. Votre petit melon cantaloup (47 cm) pèse 2750 g et a terminé son développement.

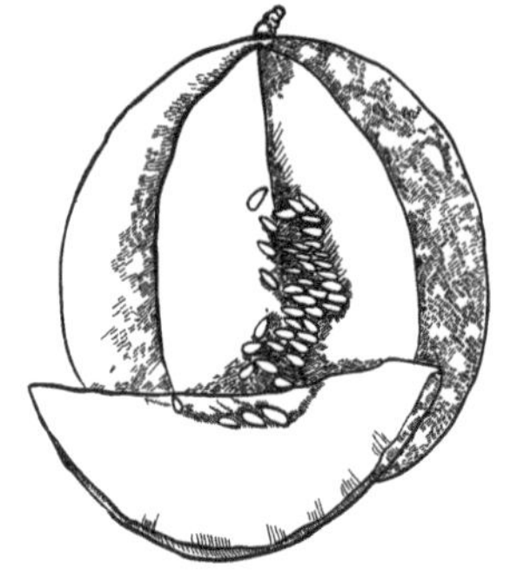

Mon poids (de départ): ________________

La circonférence de mon ventre: ________________

Mon tour de poitrine: ________________

Mes symptômes de grossesse:

- ☐ Mauvaise humeur
- ☐ Nausées
- ☐ Fatigue
- ☐ Seins douloureux
- ☐ Imperfections
- ☐ Articulations enflées
- ☐ Malaises abdominaux
- ☐ Problèmes de digestion
- ☐ Problèmes circulatoires
- ☐ Fringales
- ☐ ________________

Mon grand moment hebdomadaire:

Mon moment difficile hebdomadaire:

Cette semaine je me sens physiquement:

Cette semaine je suis émue:

Notes:

Liste d'affaires pour le sac de la clinique:

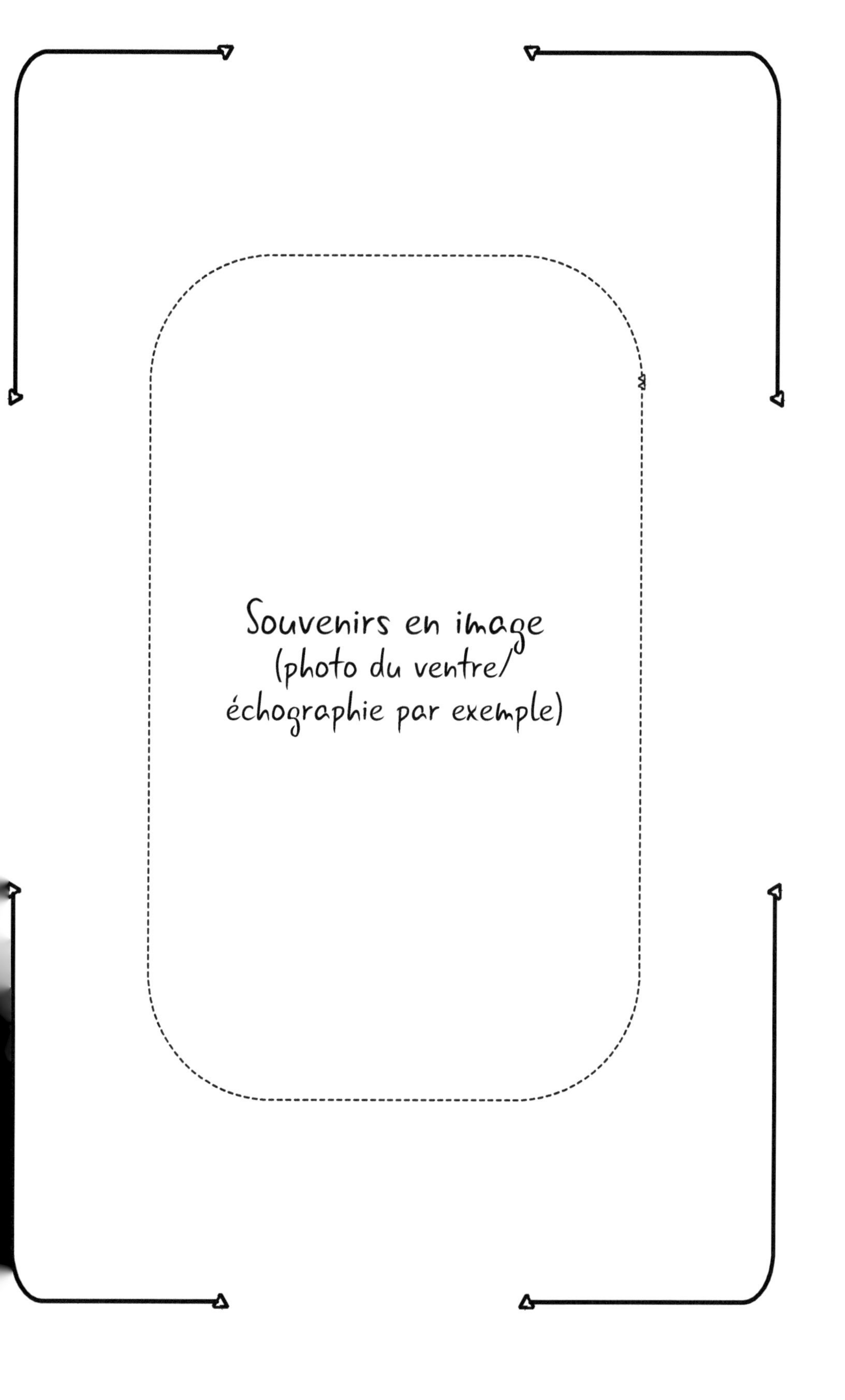
Souvenirs en image
(photo du ventre/
échographie par exemple)

# Semaine de grossesse 37

Cette semaine, votre bébé se repose et se détend. Il prend désormais 20 à 50 grammes par jour. Il mesure actuellement 49 cm et pèse 2950 g, ce qui correspond à un ananas.

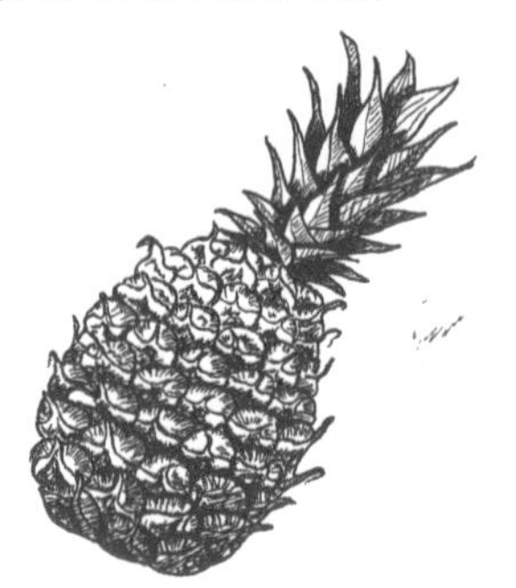

Mon poids (de départ): ______

La circonférence de mon ventre: ______

Mon tour de poitrine: ______

Mes symptômes de grossesse:

- [ ] Mauvaise humeur
- [ ] Nausées
- [ ] Fatigue
- [ ] Seins douloureux
- [ ] Imperfections
- [ ] Articulations enflées
- [ ] Malaises abdominaux
- [ ] Problèmes de digestion
- [ ] Problèmes circulatoires
- [ ] Fringales
- [ ] ______

Mon grand moment hebdomadaire:

Mon moment difficile hebdomadaire:

Cette semaine je me sens physiquement:

Cette semaine je suis émue:

Notes:

# Semaine de grossesse 38

L'étape des 3 kg est franchie! Votre bébé a la taille d'un melon et mesure 50 cm de long. Il est prêt pour la naissance.

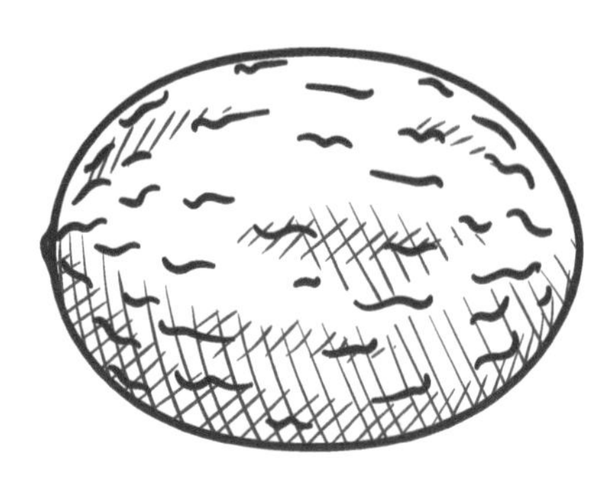

Mon poids (de départ): ______

La circonférence de mon ventre: ______

Mon tour de poitrine: ______

Mes symptômes de grossesse:

- [ ] Mauvaise humeur
- [ ] Nausées
- [ ] Fatigue
- [ ] Seins douloureux
- [ ] Imperfections
- [ ] Articulations enflées
- [ ] Malaises abdominaux
- [ ] Problèmes de digestion
- [ ] Problèmes circulatoires
- [ ] Fringales
- [ ] ______

Mon grand moment hebdomadaire:

Mon moment difficile hebdomadaire:

Cette semaine je me sens physiquement:

Cette semaine je suis émue:

Notes:

# Semaine de grossesse 39

La croissance a ralenti: le bébé mesure maintenant 51 cm et pèse 3250 g, ce qui correspond à une grosse pastèque.

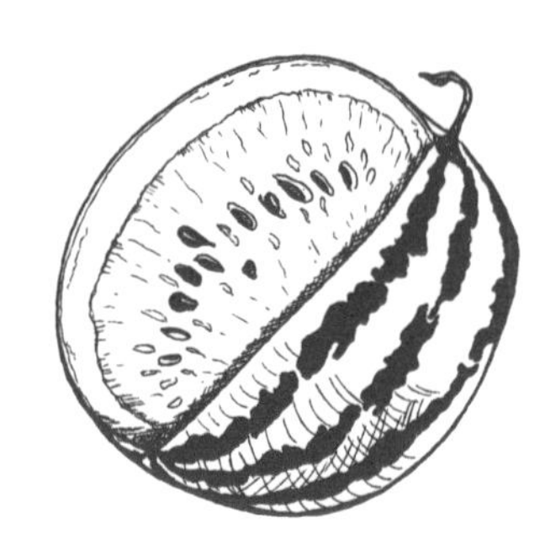

Mon poids (de départ): ______________________

La circonférence de mon ventre: ______________________

Mon tour de poitrine: ______________________

Mes symptômes de grossesse:

- [ ] Mauvaise humeur
- [ ] Nausées
- [ ] Fatigue
- [ ] Seins douloureux
- [ ] Imperfections
- [ ] Articulations enflées
- [ ] Malaises abdominaux
- [ ] Problèmes de digestion
- [ ] Problèmes circulatoires
- [ ] Fringales
- [ ] ______________________

Mon grand moment hebdomadaire:

Mon moment difficile hebdomadaire:

Cette semaine je me sens physiquement:

Cette semaine je suis émue:

Notes:

# Semaine de grossesse 40

Votre bébé a maintenant la taille d'une citrouille et est prêt à faire son apparition avec ses 52 cm et 3,4 kg.

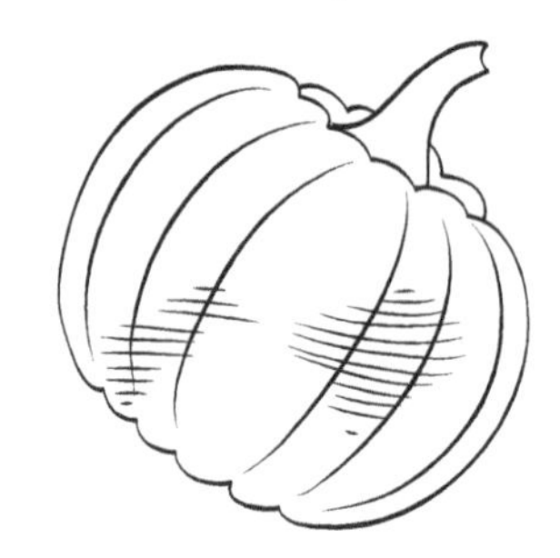

Mon poids (de départ): ______________________

La circonférence de mon ventre: ______________________

Mon tour de poitrine: ______________________

Mes symptômes de grossesse:

- [ ] Mauvaise humeur
- [ ] Nausées
- [ ] Fatigue
- [ ] Seins douloureux
- [ ] Imperfections
- [ ] Articulations enflées
- [ ] Malaises abdominaux
- [ ] Problèmes de digestion
- [ ] Problèmes circulatoires
- [ ] Fringales
- [ ] ______________________

Mon grand moment hebdomadaire:

Mon moment difficile hebdomadaire:

Cette semaine je me sens physiquement:

Cette semaine je suis émue:

Notes:

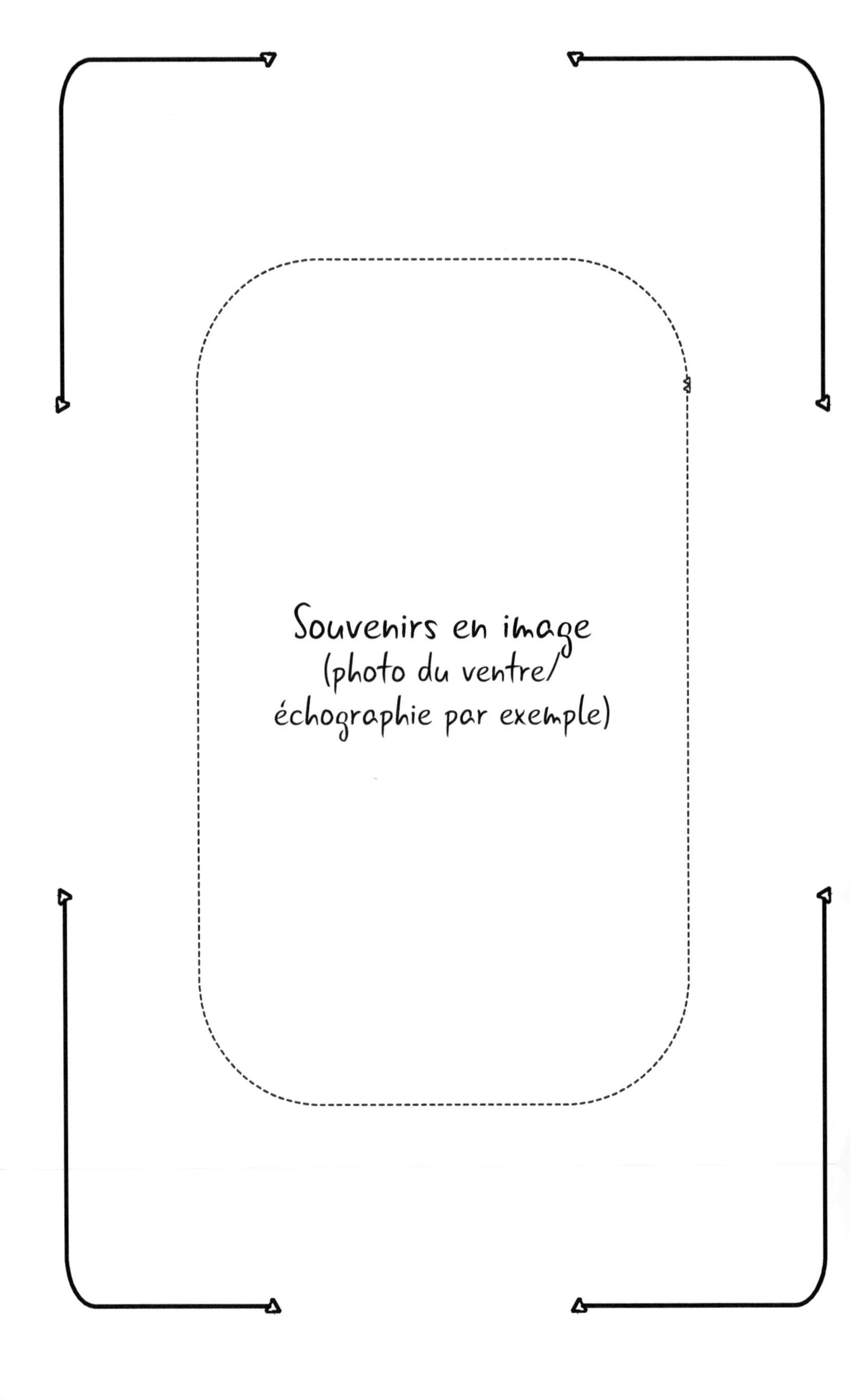
Souvenirs en image
(photo du ventre/
échographie par exemple)

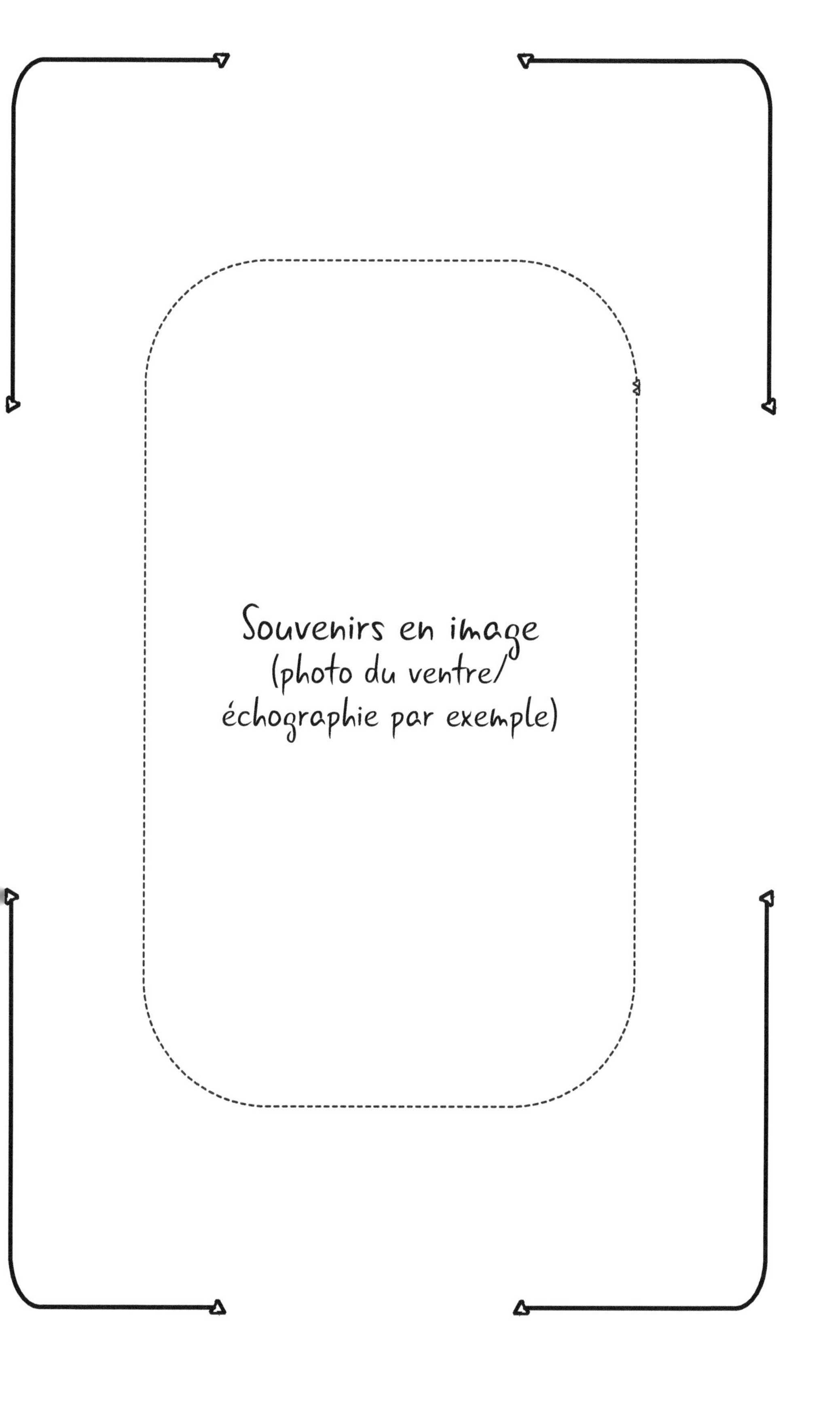
Souvenirs en image
(photo du ventre/
échographie par exemple)

# Semaine de grossesse 41

Votre bébé prend son temps, mais ne vous inquiétez pas: peu de bébés arrivent à la date prévue.

Mon poids (de départ): ____________________

La circonférence de mon ventre: ____________________

Mon tour de poitrine: ____________________

Mes symptômes de grossesse:

- ☐ Mauvaise humeur
- ☐ Nausées
- ☐ Fatigue
- ☐ Seins douloureux
- ☐ Imperfections
- ☐ Articulations enflées
- ☐ Malaises abdominaux
- ☐ Problèmes de digestion
- ☐ Problèmes circulatoires
- ☐ Fringales
- ☐ ____________________

Mon grand moment hebdomadaire:

Mon moment difficile hebdomadaire:

Cette semaine je me sens physiquement:

Cette semaine je suis émue:

Notes:

# Semaine de grossesse 42

Votre petit chéri adore être avec vous et se laisse tout le temps du monde. Il est maintenant temps de voir la lumière du jour.

Mon poids (de départ): ______

La circonférence de mon ventre: ______

Mon tour de poitrine: ______

Mes symptômes de grossesse:

- [ ] Mauvaise humeur
- [ ] Nausées
- [ ] Fatigue
- [ ] Seins douloureux
- [ ] Imperfections
- [ ] Articulations enflées
- [ ] Malaises abdominaux
- [ ] Problèmes de digestion
- [ ] Problèmes circulatoires
- [ ] Fringales
- [ ] ______

Mon grand moment hebdomadaire:

Mon moment difficile hebdomadaire:

Cette semaine je me sens physiquement:

Cette semaine je suis émue:

Notes:

Félicitations!

Vous êtes maman.

Vous avez réussi et
accompli un chef-d'œuvre!

Nous vous souhaitons le
meilleur pour votre avenir
ensemble et
profitez de chaque instant.

Printed in Poland
by Amazon Fulfillment
Poland Sp. z o.o., Wrocław